Te 34
451

DESTRUCTION

DES

AGENTS PROPAGATEURS

DU

CHOLÉRA

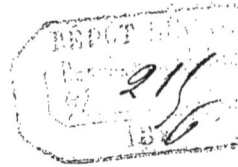

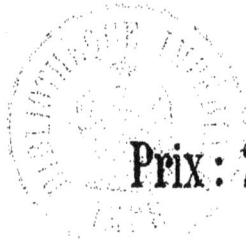

Prix : 25 Centimes.

Dépôt général chez M. BERARD, libraire-éditeur,
rue Noailles, 22.

MARSEILLE

IMPRIMERIE NOUVELLE A. ARNAUD, RUE VACON, 21.

1866.

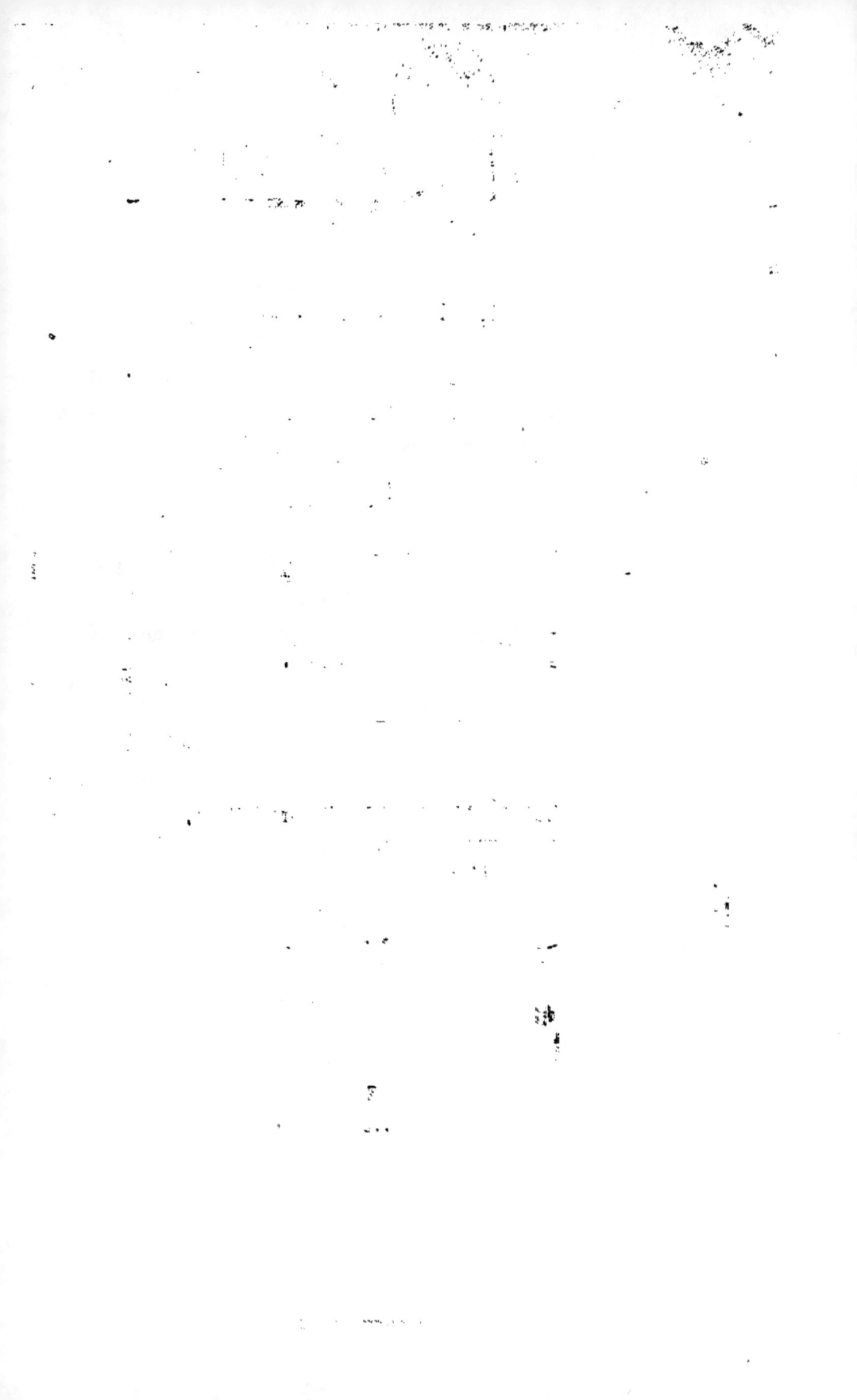

Nous adressons ce travail à nos concitoyens d'abord ; nous le dédions aussi à l'autorité supérieure, à nos édiles, chargés de veiller au maintien de la santé publique ; aux conseils d'hygiène et de salubrité, consultés ordinairement sur les moyens d'arrêter la propagation des épidémies. Nous le recommandons à tous ceux qui ont qualité pour s'occuper des précautions d'hygiène publique. Il intéresse aussi tous les membres de la grande famille humaine, car l'existence de chacun est en jeu dans cette grave question.

Si le mal est terrible au point de résister, une fois implanté, à toutes les ressources hâtives et éclairées de l'art médical, ne doit-on pas se préoccuper des moyens efficaces de détruire ces miasmes, ces exhalaisons cholériques, qui propagent rapidement les effets désastreux de cette maladie ?

En 1865, je publiai une brochure dans laquelle je disais, page 33, ligne 3 : « Ce n'est ni le souffle, ni la sueur, ni le contact des corps des malades qui communiquent le choléra, mais bien les miasmes provenant des sécrétions des choléri- ques ou des objets contaminés.

« Ce n'est ni en touchant les malades, leurs selles, leurs matières vomies, leur sueur, ni en touchant les morts, etc. ; mais bien en respirant un certain temps les exhalaisons pro- venant des cholériques ou des objets infectés, qu'on pourra être atteint par le fléau.

« Le choléra n'est pas contagieux proprement dit, mais contagieux par infection : *infectieux*, si le mot pouvait être naturalisé et adopté. »

Je disai plus loin : (1) « Il reste établi, comme article de foi médicale, que le choléra est produit par des miasmes im- pondérables émanés des cholériques, de leurs sécrétions et des effets contaminés ; que ces miasmes, véhicule incontes- table, sont les véritables agents propagateurs de la mala-

---

(1) **Choléra de 1865.** — Même brochure in-8°, Adrien Delahaye, — libraire-éditeur, *Paris,* 1865, (page 38).

die ; que ces mêmes miasmes déterminent, par la saturation sur les individus ou par la rencontre de conditions facilitant leur absorption, une intoxication plus ou moins rapide, plus ou moins complète. »

Ma conviction sur ce mode d'infection et de propagation n'a fait que se fortifier. Des faits nouveaux, publics et privés, révélés depuis cette époque, sont venus grossir le catalogue déjà si considérable des preuves à l'appui de cette croyance, qui, d'ailleurs, a fini par faire disparaître certaines hésitations.

Des princes de la science, des hommes politiques, des économistes sociaux, des sociétés savantes ont confessé la véracité de la contagion par infection. Aussi s'empresse-t-on de rechercher des désinfectants efficaces pour les employer contre cette propagation morbide.

DÉTRUIRE LES MIASMES CHOLÉRIQUES C'EST EMPÊCHER LA PROPAGATION DU MAL, C'EST ANÉANTIR LE CHOLÉRA DANS LA LOCALITÉ OU IL FAIT INVASION.

Je n'ai pas ici l'intention de discuter la valeur des moyens internationaux mis en pratique pour arrêter la marche du fléau ; je n'ai pas à m'occuper de l'efficacité des quarantaines plus ou moins prolongées, de l'établissement de lazarets spacieux ; j'ai traité assez longuement ces questions dans ma brochure pour ne pas avoir à y revenir.

Il s'agit, en l'état, de prendre l'épidémie dans une localité, dans un lazaret, sur un navire, dans un hôpital, partout, en un mot, où elle apparaît ; il s'agit de la détruire sur place en supprimant l'agent propagateur.

Si je ne craignais de dépasser les limites que je me suis imposées, je pourrais citer des faits notoires qui militent péremptoirement en faveur de cette destruction sur place des agents propagateurs du choléra. Ce serait donner trop d'extension à un travail que je tiens essentiellement à renfermer dans d'étroites limites afin que la modicité de son prix en facilite la lecture.

D'ailleurs, la science est tellement convaincue de cette action morbifère des exhalaisons cholériques, qu'elle s'occupe avec autant d'ardeur de la découverte de moyens capables de les faire disparaître que de la recherche de remèdes susceptibles de guérir la maladie.

Puisque sur les bords de la Méditerranée nous sommes exposés plus souvent à cette affreuse épidémie, arrêtons-là au plus vite, efforçons-nous d'arracher au Minotaure le plus de victimes possible.

Pour arriver à cet heureux et désirable résultat, voici les conseils que nous nous permettons d'émettre.

L'autorité doit inviter les médecins et toutes personnes qui assistent un cholérique à en faire, dans le plus bref délai, la déclaration à qui de droit.

Aussitôt cette déclaration connue, des matières désinfectantes et destructives sont distribuées, gratuitement, aux familles frappées, en leur donnant les indications nécessaires pour pouvoir s'en servir efficacement.

L'essentiel est de prendre des mesures rapides et générales. C'est à ces conditions que l'on détruira sur place le fléau.

Le produit des déjections et des vomissements pourrait alors

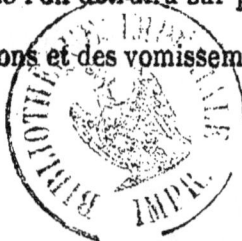

séjourner impunément dans les lieux ou dans les récépients destinés à cet effet, jusqu'à leur enlèvement régulier, qui doit cependant ne pas trop se faire attendre.

Les pharmaciens et les droguistes devraient être invités à tenir à la disposition des familles le désinfectant le plus énergique, afin qu'on pût procéder à cette opération prophylactique immédiatement.

Sans doute la portion intelligente des populations, celle qui comprend tout l'avantage qu'on peut retirer de cette désinfection, s'empressera d'avoir sous la main les moyens les plus énergiques de parquer le choléra, de le détruire partout où il germera ; mais lorsque je conseille l'intervention de l'autorité, pour arriver, par la recherche des cas de choléra, à appliquer, là où est le mal, l'agent capable d'arrêter l'épidémie, c'est parce qu'il est une autre portion d'habitants indigents ou peu aisés, mal logés, mal nourris, nullement jaloux de vivre dans la propreté et au milieu de bonnes conditions d'hygiène et de salubrité, indifférents ou grossièrement incrédules sur les puissants effets des moyens qu'on leur propose, qui ne s'astreindra pas facilement à l'exécution de ces soins préservatifs.

Dès-lors, fermentation de foyers d'infection, d'où convergent les émanations morbides propagatrices du fléau.

Pour ceux-ci, l'intervention de l'autorité municipale est nécessaire, les conseils des médecins étant malheureusement insuffisants.

Lorsque le cholérique vient à succomber, il est de la plus grande opportunité de prendre des mesures, afin que le cadavre soit mis dans l'impossibilité de devenir une cause de mort

autour de lui. L'autorité devrait, dès que la mort est dûment
constatée, faire déposer le cadavre dans la bière, au fond de
laquelle on jettera de la poudre de tan et de charbon. Puis on
recouvrira, d'une certaine quantité du mélange dont je vais
donner la composition, la bouche, le visage et les parties du
corps les plus capables de produire des miasmes *infectieux*

Ce procédé est déjà partiellement employé depuis long-
temps, quand il s'agit de faire transporter un corps de Marseille dans une autre localité.

Par ces salutaires précautions, on pourra n'enterrer les
morts que 24 heures après le décès, sauf les exceptions d'urgence.

Le mode de destruction des miasmes du choléra étant admis
comme unique moyen d'étouffer la maladie, reste à indiquer
l'agent destructeur le plus énergique de ces exhalaisons.

Une quantité considérable de produits ont été recommandés;
parmi eux il en est qui réellement pourraient amener quelques
résultats; d'autres sont complètements inertes, d'autres enfin
ne font que substituer des odeurs fortes, souvent désagréables,
à celles que l'on voulait détruire, mais qui ne sont, hélas! que
déguisées. L'appât du gain empêchera souvent d'obtenir des
résultats désirables.

Le mélange que je propose m'a prouvé, par des expériences
privées personnelles, en 1865 et 1866, l'efficacité constante
de son emploi.

Dans toutes les maisons où j'ai mis en usage ce mélange,
que l'on pourrait appeler MIASMIVORE, jamais deux cas ne se
sont produits dans le même foyer.

Voici la formule de mon mélange :

Acide phénique (1) cristallisé, pur........	150	grammes.
Tan pulvérisé.......................	250	»
Sulfate de fer concassé	200	»
Charbon animal concassé	200	»
Charbon végétal pulvérisé	200	»
	TOTAL..... 1,000	grammes.

Ce mélange constitue une poudre, comme on le voit. Le choix de cette forme n'est pas indifférent. L'acide phénique est un agent puissant, énergique, dangereux à l'état liquide, en solution. L'eau dissout son cinquième d'acide phénique ; avec addition d'une petite quantité d'alcool, elle en dissout davantage. Sous cette dernière forme, en solution capable de détruire les matières miasmifères, ce liquide serait un danger pour les familles. Des enfants, de grandes personnes elles-mêmes pourraient, par mégarde, en boire ou s'en servir pour tout autre usage ; de plus, si, par accident, on en répandait sur quelque partie du corps, on pourrait produire des effets fâcheux.

Sous la forme de poudre, au contraire, tout danger disparaît, l'acide phénique ne se dissolvant qu'au contact des matières à désinfecter. A l'esprit de qui pourrait-il venir de se servir de cette poudre noirâtre pour un usage comestible ?

_____

(1) Si l'acide phénique était coloré, ce qui indiquerait son impureté, il faudrait en augmenter la proportion et diminuer de même quantité celle du tan.

Quels sont les effets propres à chacune de ces substances mélangées ?

Le tan dessèche les matières fécales, les racornit ; il diminue donc le volume des déjections et commence la séparation des divers ingrédients qui composent les matières rendues par les cholériques.

C'est une substance d'un prix minime.

Le charbon animal s'empare des matières colorantes et jouit d'une propriété d'absorption supérieure à celle du charbon végétal, vis-à-vis de certaines substances. Il est très léger, boursouflé, et partant très absorbant. Il vaut mieux l'employer concassé que pulvérisé. Il coûte fort peu.

Le charbon végétal, un peu plus cher, absorbe les gaz putrides et s'oppose surtout aux progrès de la putréfaction.

Le sulfate de fer n'agit ici que comme s'opposant à la putréfaction des matières rendues. Il est d'un prix peu élevé et agit efficacement même en petite quantité.

L'acide phénique pur doit être blanc et cristallisé. Celui qui est coloré est impur et varie de prix selon son degré d'impureté.

L'acide pur est assez cher ; c'est la substance qui seule élève le prix du mélange.

L'acide phénique, mis en contact avec des matières animales, les modifie profondément et anéantit leur funeste pouvoir d'émanations. Ainsi, profondément attaquées, ces matières, telles que déjections, urines toujours rares ou supprimées, produits des vomissements, répandent une odeur presque agréable. Ce résultat des effets de la solution phénique, qui se forme peu à peu pour dévorer et consumer, se produit rapidement.

La vertu de la poudre mélangée est donc le résultat synthétique de ces divers produits.

Il est de toute urgence de recevoir les déjections et les matières vomies dans des vases contenant déjà une certaine quantité de cette poudre. Une fois les matières rendues, on ajoute encore un peu de poudre et on jette chaque fois le tout loin des appartements.

Que l'on sache bien que les matières non désinfectées sont aussi nuisibles aux malades qu'aux personnes saines qui les respirent.

Cette poudre doit être conservée dans des flacons en verre, à large goulot et bien bouchés. L'acide phénique est déliquescent, avide d'eau. Il doit donc être placé à l'abri de l'air, qui contient toujours de la vapeur d'eau.

Deux à trois bonnes cuillerées de cette poudre sont suffisantes pour détruire ou absorber chaque selle ou chaque produit d'un vomissement.

Un kilogramme suffit pour désinfecter un récipient ordinaire de matières fécales. Seulement, il faut en déposer au fur et à mesure que l'on y jette de nouveaux excréments.

Les urines nécessitent très peu de poudre : une fois mélangées à elle, elles peuvent être jetées dans les ruisseaux, sans aucun inconvénient. L'odeur ammoniacale et fétide a disparu un quart d'heure après cette opération.

Toutes les familles devraient être pourvues de cette poudre. Sai -on, en temps d'épidémie, à quelle heure l'ennemi envahira le foyer ?

Si le malade vomit à terre ou dans le lit, il est prudent de saupoudrer les endroits et les linges contaminés. Il doit en être de même pour les selles.

On pourrait à la rigueur remplacer l'acide phénique par le phénol sodique, qui est meilleur marché, mais l'efficacité de ce dernier est moins certaine, et il en faut une plus grande quantité.

Par ces précautions et l'usage de mon mélange, on épargnera aux localités et surtout aux grandes villes ces phases de deuil et de désolation que l'on a trop souvent traversées.

Que les habitants des villes et des bourgs se persuadent bien de la nécessité de l'emploi de cet énergique préservatif. Négliger ce moyen, quelque coûteux qu'il puisse être, c'est s'exposer à laisser se former des centres d'infection cholérique calamiteux.

Par l'usage hâtif et bien dirigé de cet agent destructeur, l'on supprimera ces graves épidémies qui désolent les populations, qui entravent le commerce, qui sèment le découragement et la mort.

Réduite à de faibles proportions, puisque le nombre des

victimes peut se limiter, il en sera de cette maladie comme de celles qui, prenant parfois le caractère épidémique, ne bouleversent jamais les populations et n'arrêtent pas les transactions commerciales.

L.-J.-M. SOLARI,

Docteur en médecine de la Faculté de Paris,

ancien interne des hôpitaux de Marseille.

P. S. — Un journal de médecine publie le fait suivant, extrait du rapport du docteur Rochard :

« Du rapport de M. le médecin en chef Rochard, sur l'épidémie qui a régné à Lorient et dans les localités voisines, de novembre 1865 à mars 1866, il résulte un fait curieux d'importation dans la petite île de Croix, qui, en raison de la position isolée de cette île, acquiert un intérêt tout particulier.

Le 16 février dernier, alors qu'il n'existait aucun cas de choléra dans cette île, un bateau de pêche y déposa un jeune matelot de 22 ans, venant du Croizic, où il avait contracté cette maladie. Cet homme fut conduit dans sa famille, au village de Kérillo ; au bout de dix jours, alors qu'il entrait en convalescence, sa mère, qui ne l'avait pas quitté un instant, fut atteinte à son tour et sucomba le quatrième jour ; douze heures après le décès de la mère du jeune matelot, une vieille

femme qui l'avait soignée jusqu'à sa mort tomba également
malade du choléra et fut enlevée en deux jours ; un enfant du
voisinage mourut dans la même journée. Enfin, ce petit ha-
meau, qui n'a que 130 habitants, a compté, à lui seul, 25 cas
de choléra, dont 9 ont été suivis de mort, tandis que le reste
de l'île n'en a enregistré que 6 dont un seul a été mortel. »

La destruction, au moyen de matières capables de consumer

et absorber sur place les agents propagateurs du fléau, n'au-
rait-elle pas empêché l'infection de cette île isolée au milieu
de l'Océan ?

Marseille. — Imprimerie Nouvelle A. Arnaud, rue Vacon, 21.

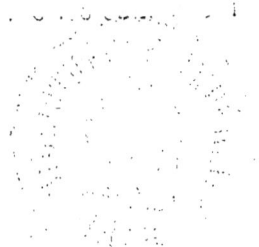

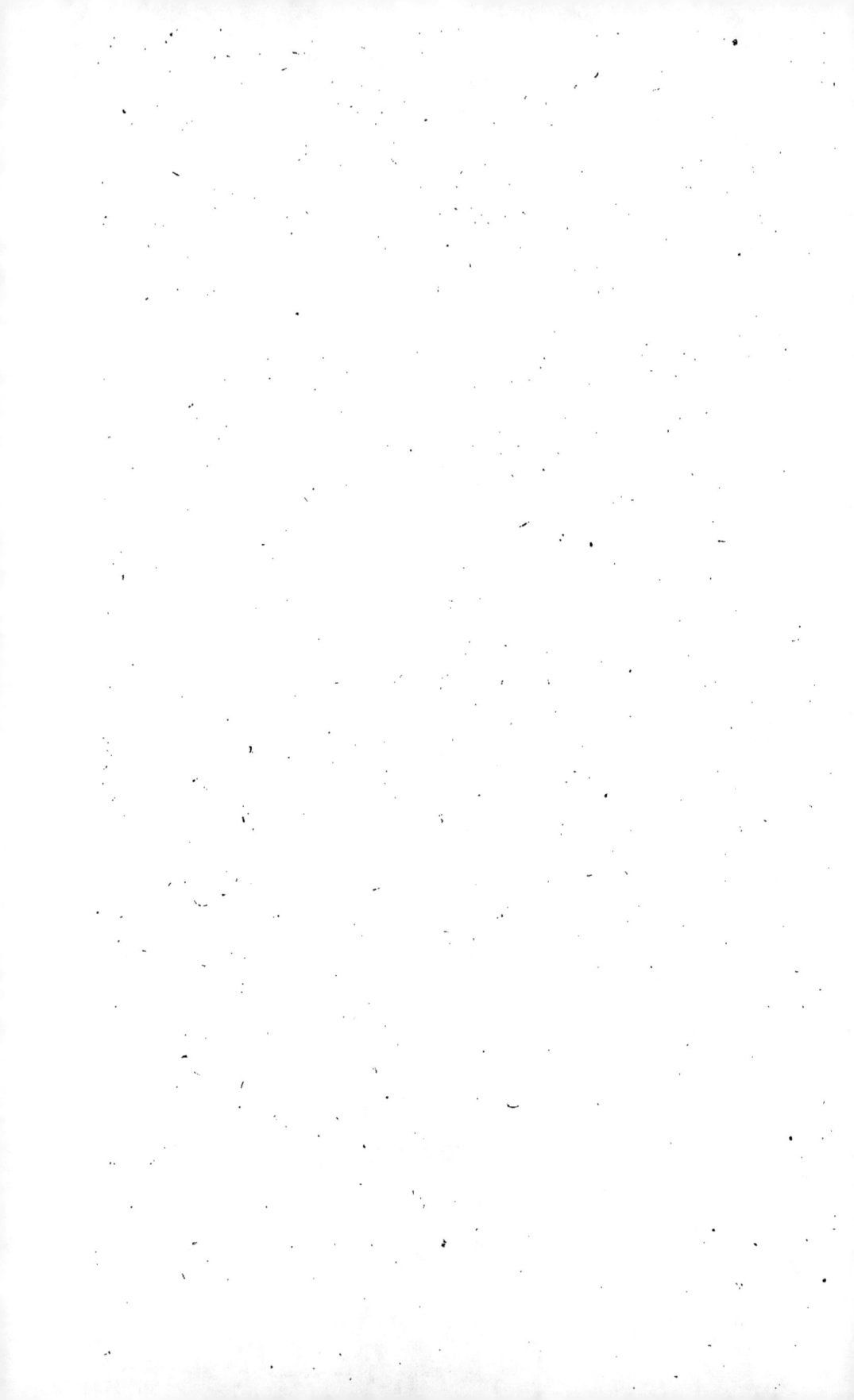